Großmutters Wissen

WOHLTUENDE HEILTEES

Großmutters Wissen

WOHLTUENDE HEILTEES

Beschwerden lindern mit Kräutern und Pflanzen

NIKOL VERLAG

Die Ratschläge in diesem Buch sind vom Autor und dem Verlag sorgfältig erwogen und geprüft, dennoch kann eine Garantie nicht übernommen werden. Die Haftung des Autors bzw. des Verlages und seiner Beauftragten für Sach- und Vermögensschäden ist ausgeschlossen.

Genehmigte Lizenzausgabe für
Nikol Verlagsgesellschaft mbH & Co. KG, Hamburg, 2016

Umschlaggestaltung: André Nikol, Hamburg
Autor: Frank Müller
Lektorat: Jeanette Stark-Städele
Layout und Satz: Christina Krutz
Fotos: PhotoDisc: S. 10, 13, 14, 15, 28, 35, 40, 44, 46, 51, 64, 71, 72; John Foxx Images: S. 17;
Image Source: S. 19, 31, 37, 38, 54, 57; PhotoAlto: S. 22, 25, 33, 42, 47, 60, 69, 75, 78; Back Arts: S. 52
Druck: Finidr s.r.o.
Printed in the Czech Republic

ISBN: 978-3-86820-294-6

www.nikol-verlag.de

Inhalt

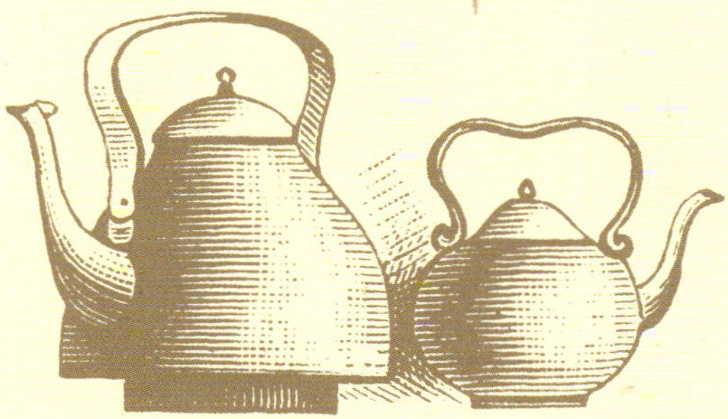

»Alle Wiesen, alle Hügel, alle Berge sind Apotheken.«

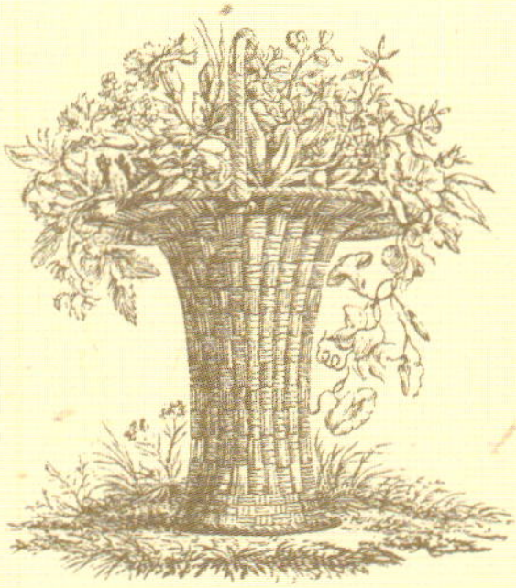

Vor gut 500 Jahren formulierte der wohl berühmteste Arzt und Heilkundler seiner Zeit – Paracelsus – diesen Satz, der auch heute in der modernen Pflanzenheilkunde als unumstößliche Wahrheit gilt.

Paracelsus, Hildegard von Bingen, Samuel Hahnemann, Vinzenz Prießnitz und Sebastian Kneipp – sie alle griffen auch auf das über Generationen hinweg erworbene Wissen aus der Erfahrungsmedizin der Großmütter zurück. Jeder von ihnen trug mit seinen Arbeiten und seinen Forschungen auch dazu bei, dass diese Erfahrungsmedizin einen neuen Stellenwert erhielt. Die Heilmedizin der Großmütter ist heute dank ihnen nicht länger nur eine Medizin der armen Leute. Sie ist als eine Medizin aus der Kraft der Natur, der Kraft der Pflanzen anerkannt.

Die Wissenschaft konnte inzwischen die Wirkstoffe vieler Pflanzen entdecken und ihre therapeutische Wirksamkeit nachweisen. Aus der Heilpflanzen-Arznei der Großmütter entwickelte sich die wissenschaftlich anerkannte Phytotherapie, deren Wirkstoffe auch von der modernen Pharmaindustrie genutzt werden.

Rund 80 Prozent der Europäer ziehen pflanzliche Heilmittel Präparaten mit synthetischen Wirkstoffen vor. Dies gilt insbesondere für Behandlungsmethoden bei Erkältungskrankheiten, Verdauunungsproblemen, Nervosität und innerer Unausgeglichenheit. Aus diesem Grund sind weltweit Forscherteams damit beschäftigt, die Wirkungsweisen von Pflanzen zu untersuchen. Während die heimische Pflanzenwelt als intensiv erforscht gilt, sucht die Pharmazie nun in den tropischen Regenwäldern nach Pflanzen, deren Wirkungsweisen noch völlig unbekannt sind und die unsere Apotheke bereichern können.

KAPITEL 1

Heiltees – die Kräfte der Natur für die Gesundheit

Immer mehr Menschen vertrauen heute wieder auf die Kräfte der Natur. Als bewährte Hausmittel lassen sich mit Naturmitteln vielerlei Beschwerden lindern. Da die Inhaltsstoffe und ihre Wirkungsweisen inzwischen so gut erforscht und belegt sind, verordnen jedoch auch 98 Prozent der Ärzte nahezu täglich Heilpflanzenpräparate.

Die wertvollen Bestandteile der Heilpflanzen

Heilpflanzen haben eine Menge wertvoller Inhaltsstoffe zu bieten. Von besonderem therapeutischen Nutzen sind die Alkaloide, die ätherischen Öle, die Bitterstoffe, die Flavonoide, die Gerbstoffe, die Glykoside, die Kieselsäure, die Schleimstoffe, die Vitamine, die Mineralien und die Spurenelemente.

Die Alkaloide

Alkaloide sind basische Stickstoffverbindungen. Sie gehören zu den wirksamsten Pflanzenstoffen, die in der Heilkunde eingesetzt werden. 7000 verschiedene Alkaloide sind bekannt. Ihren höchsten Anteil findet man in den Blättern, der Rinde und in den Früchten. Pflanzen mit einem sehr hohen Anteil an Alkaloiden beeinflussen stark das Nervensystem. Pflanzen mit niedrigerem Alkaloiden-Anteil wiederum sorgen für eine stärkere Funktion der Drüsen oder regen Darm oder Gebärmutter an.
Zu den bekanntesten Alkaloiden gehören das anregende Koffein, das Nikotin, das fiebersenkende Chinin, das aus der Chinarinde gewonnen wird, und das schmerzbetäubende Morphin aus dem Schlafmohn.

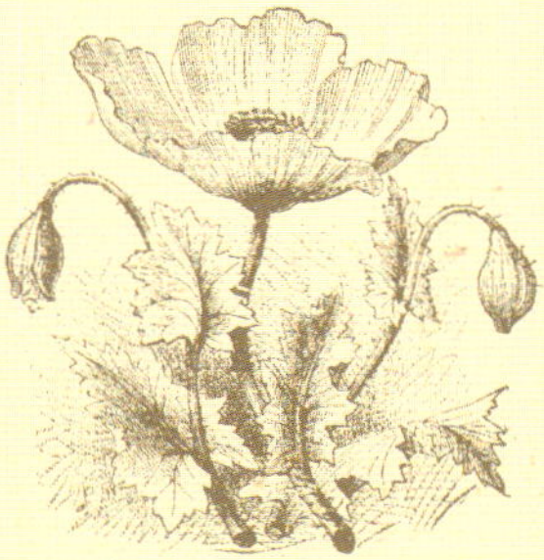

Die ätherischen Öle

Ätherische Öle sind sehr intensiv wirkende Stoffe, die aber auch sehr flüchtig sind. Ob eine Pflanze ein ätherisches Öl enthält, ist relativ einfach zu ermitteln: Beim Zerreiben der Pflanze entwickelt sich ein Duft. Die Pflanze setzt die ätherischen Öle als Lockstoffe für Insekten ein, aber auch, um sich vor Pilz- oder Schädlingsbefall zu schützen. Auch wenn jeder Laie feststellen kann, dass eine Pflanze ätherisches Öl enthält, so bedarf es doch der Wissenschaft, um genaue Einblicke zu bekommen. Ätherische Öle setzen sich nämlich aus bis zu 100 Einzelsubstanzen zusammen. Diese Mischungen ergeben eine antibiotische, eine desinfizierende und eine das Immunsystem stärkende Wirkung. Bisher konnten über 1500 verschiedene ätherische Öle isoliert werden. Einige sind hautreizend, zum Beispiel das ätherische Öl der Fichtennadel. Ätherische Öle dringen tief ins Gewebe ein und können entzündungshemmende Vorgänge auslösen, zum Beispiel bei rheumatischen Erkrankungen. Andere ätherische Öle sind krampf- und schleimlösend, wie die Öle von Kamille und Thymian. Wiederum andere Öle wirken beruhigend und schlaffördernd, wie die ätherischen Öle von Baldrian.

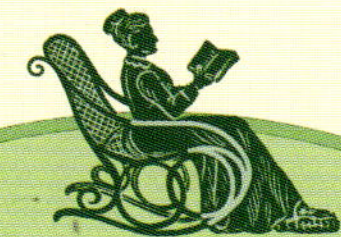

Großmutters Tipp:

Bei starkem Husten geben Sie nachts einige Tropfen Thymianöl auf Ihr Kopfkissen – dies löst die Verschleimung.

Die Bitterstoffe

Bei den meisten Heilpflanzen bilden die Bitterstoffe die wichtigste therapeutische Substanz. Bitterstoffe sind wasserlöslich und gehen daher besonders gut in den Tee über. Von der Medizin werden sie in drei Gruppen unterteilt:

REINE AMARA: Sie regen die Magensaftssekretion an und werden bei mangelndem Appetit, zur Verdauungsförderung und zur allgemeinen Stärkung eingesetzt. Reine Amara sind zum Beispiel in der Enzianwurzel und der Chinarinde enthalten.

AMARA AROMATICA: Sie beeinflussen Darmbereich, Gallenblasen- und Leberfunktion, weil sie neben den Bitterstoffen auch über ätherische Öle verfügen. Zu ihnen zählen zum Beispiel Wermut, Engelwurz und Schafgarbe.

AMARA ACRIA: Sie gelten zwar auch als Heilpflanzen und zwar für den Darmbereich, werden wegen ihres bitteren und scharfen Geschmacks aber überwiegend als Gewürze verwendet. Pfeffer, Ingwer und Galgant gehören dazu.

Die Flavonoide

Als Flavonoide bezeichnet man eine weit verbreitete Gruppe von pflanzlichen Inhaltstoffen ohne einheitliche Charakterisierung. Zurzeit sind rund 5000 verschiedene Strukturen von Flavonoiden bekannt. Die verschiedenen Flavonoide haben eine sehr unterschiedliche Wirkung. Gemeinsam haben sie aber, dass sie

Im Garten der Natur wachsen seit Menschengedenken wertvolle Heilpflanzen.

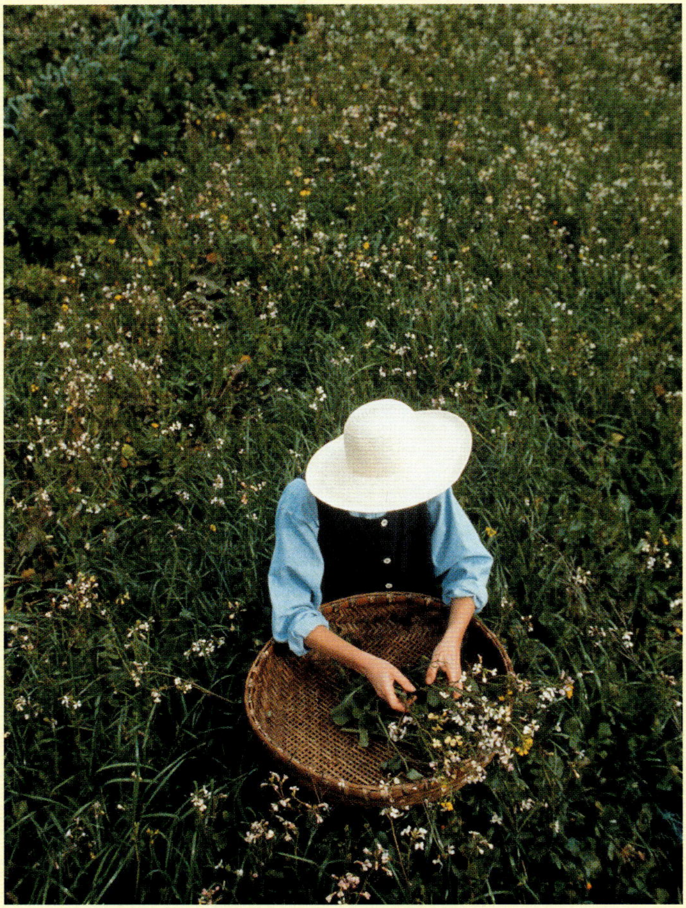

gut zur Vorbeugung eingesetzt werden können und sehr gut verträglich sind. Deshalb sind sie auch für Kuranwendungen über mehrere Monate hinweg sowie für den Dauergebrauch bei chronischen Erkrankungen anwendbar. Die Flavonoide sind sehr gut erforscht. Sie sind an der Gesamtwirkung, die eine Heilpflanze besitzt, immer beteiligt. Flavonoide sind sehr hitzestabil. Bei der Teezubereitung geht ihre Wirkung nicht verloren.

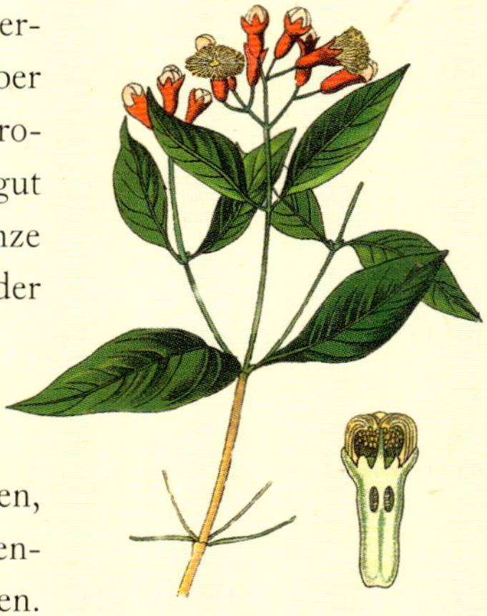

Die Gerbstoffe

Um sich bei Verletzungen der Stiele und Blätter zu schützen, setzten Pflanzen Gerbstoffe ein. Sie besitzen eine adstringierende Wirkung auf das Gewebe, das heißt, es zieht sich zusammen. Dadurch verändert sich die Oberfläche der Pflanze. Aber nicht nur bei der Pflanze selbst verändern die Gerbstoffe Oberflächen. Ihre zusammenziehende Wirkung wird in der Pflanzenheilkunde zur Wundheilung und zur Behandlung entzündeter Schleimhäute genutzt. Innerlich werden die Gerbstoffe bei Durchfall und Darmreizungen eingesetzt. Ihr Einsatz in der Therapie muss aber gezielt und umsichtig erfolgen, da eine Überdosierung zu einer Reizung der Schleimhäute führen kann.

Die Glykoside

Sobald Glykoside mit Wasser in Berührung kommen, zerfallen sie in einen zuckerhaltigen und einen nicht zuckerhaltigen Baustein. Die therapeutische Wirkung geht dabei meist von dem nicht zuckerhaltigen Baustein aus. Glykoside können den Herzmuskel stärken, sie können abführend wirken oder, wie die Glykoside der Lindenblüten, schweißtreibend. Reich an Glykosiden sind auch Kresse, Meerrettich, Knoblauch, Zwiebeln und Senf. Zu den Glykosiden gehören auch die Saponine. Manche von ihnen sind wassertreibend. Andere sind entzündungshemmend und lösen zähen Schleim, wie die Schlüsselblume, die daher so gut bei Husten einsetzbar ist. Die Palette der Wirkungen ist sehr groß. Die Saponine wirken antibiotisch, stärken das Immunsystem und können sogar krebshemmend sein. In sehr hohen Dosierungen können Saponine allerdings das Blutbild negativ beeinflussen.

Die Kieselsäure

Kieselsäure ist für den menschlichen Körper von größter Bedeutung, wenn eine Erkrankung vorliegt. Kieselsäure wirkt bei vielen Stoffwechselvorgängen, die die Immunabwehr steigern. Gleichzeitig ist sie aber auch ein wichtiger Baustein für das Bindegewebe, die Haut, die Haare und Fingernägel. Pflanzen, wie zum Beispiel der Ackerschachtelhalm, sind reich an Kieselsäure. Sie entziehen dem Boden die Kieselsäure und speichern sie. In hoher Dosierung ist die Kieselsäure harntreibend.

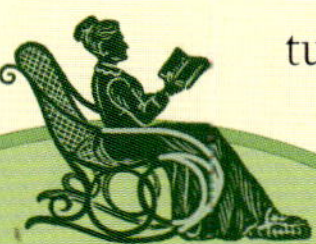

Großmutters Tipp:

Kennen Sie Hirse? Dieses Grundnahrungsmittel in vielen Gebieten Afrikas, des Nahen Ostens und Teilen Asiens, wo auf den kargen Böden andere Getreide nicht wachsen, ist besonders reich an Kieselsäure und es lässt sich in der Küche vielfältig für süße wie herzhafte Speisen verwenden. Probieren Sie es einmal aus!

Die Schleimstoffe

Schleimstoffe verdanken ihren Namen der Tatsache, dass sie in Kontakt mit Wasser aufquellen. Diese kohlenhydrathaltigen Substanzen bilden so zum Beispiel bei Entzündungen im Rachen einen schützenden und beruhigenden Schutzfilm. Die Eibischwurzel ist eine der Pflanzen mit einem hohen Anteil an Schleimstoffen.

Vitamine, Mineralien und Spurenelemente

Diese Stoffe sind unerlässlich als Baustoffe für Zellen, Enzyme, Hormone – ja, für das gesamte Immunsystem sind sie unverzichtbar. Alle Pflanzen speichern sie in unterschiedlicher Gewichtung. Vitamin C und die Vitamine der B-Gruppe zählen bei den Heilpflanzen zu den wichtigsten Biostoffen. Von besonderer Bedeutung sind die B-Vitamine, weil sie wasserlöslich sind und vollständig in die Teeaufgüsse übergehen.

B-Vitamine

Die B-Vitamine umfassen eine Gruppe verschiedener Vitamine.
BIOTIN hilft beim Aufbau von Energiereserven in Leber und Muskeln. Darüber hinaus ist es wichtig für Haut, Haare und Fingernägel.
FOLSÄURE sensibilisiert die Bildung von Antikörpern und hilft damit bei der Mobilmachung der Immunabwehr.
PYRIDOXIN (VITAMIN B6) unterstützt die Verarbeitung der Aminosäuren und damit den Aufbau von Proteinen. Es ist ein sehr wichtiges Steuerungsinstrument für die gesamte Arbeit des Nervensystems.
THIAMIN (VITAMIN B1) unterstützt den Glukose-Stoffwechsel und sorgt so dafür, dass die Nervenzellen mit Energie versorgt werden. Hoch dosiert wirkt es schmerzlindernd.

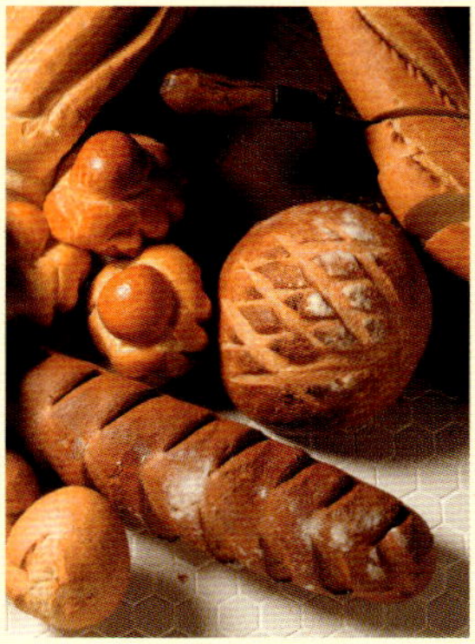

B-Vitamine sind in den Schalen des Getreidekerns enthalten. Vollkornbrot ist daher reich an B-Vitaminen.

Vitamin C

Für die körpereigene Abwehr ist das Vitamin C das wichtigste Vitamin. Es hilft den Fresszellen des Immunsystems, Eindringlinge wie Bakterien und Viren wirkungsvoll anzugreifen. Vitamin C fängt aber auch freie Radikale und beugt so Krebs vor. Es reduziert das Risiko für Herzinfarkt und Arteriosklerose und verbessert die Aufnahme von Kalzium und Eisen.
Vitamin C ist sehr licht- und hitzeempfindlich. Durch langes Kochen und lange Lagerung wird es zerstört. Nur in frischen Kräutern und roh verzehrt kann es einen Heileffekt erzielen. Eine Ausnahme bildet die Hagebutte, weil sie so reich an Vitamin C ist, dass auch nach dem Kochen noch genügend im Tee vorhanden ist.

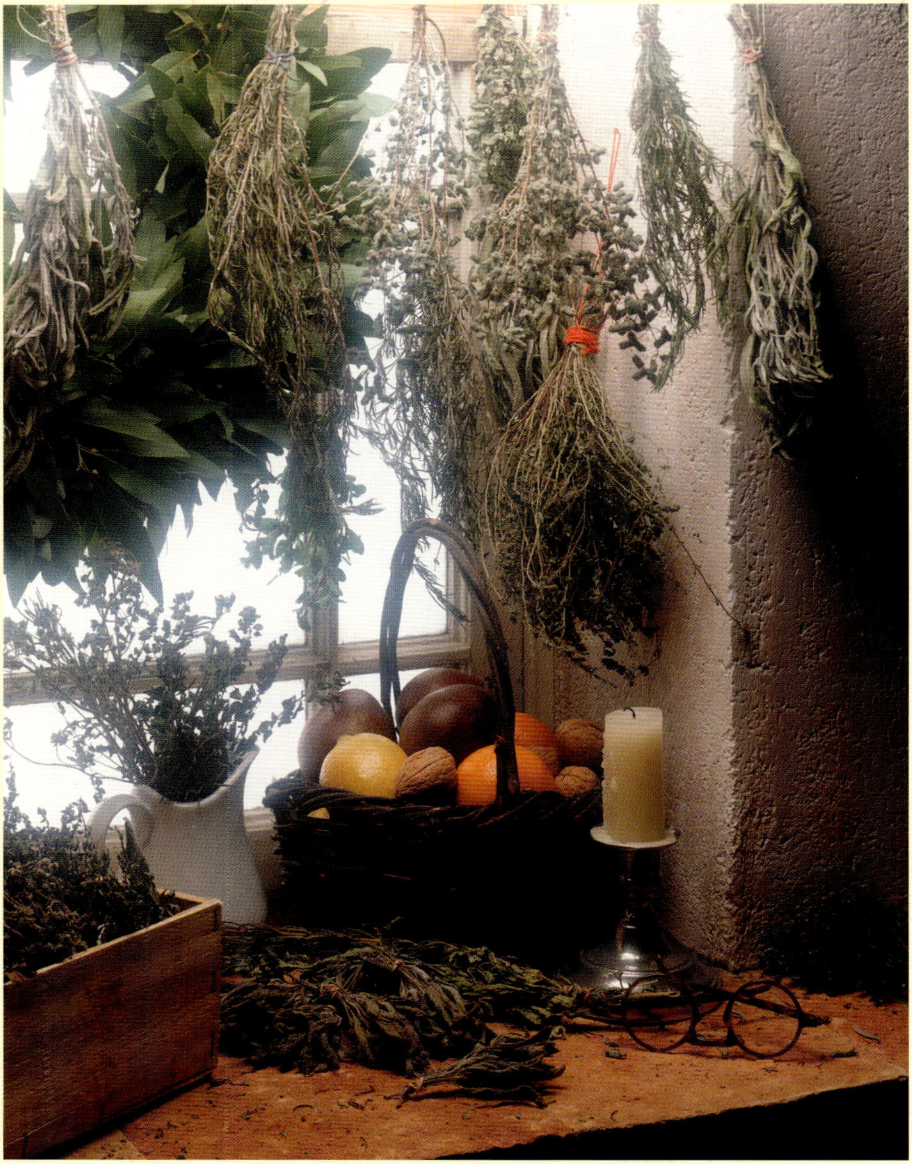

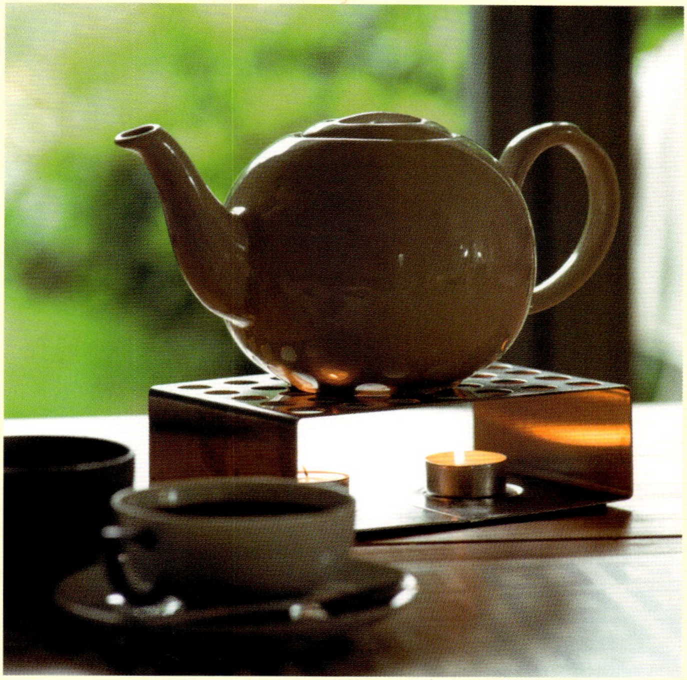

Inbegriff der Geborgenheit: Eine Kanne mit warmem, wohlschmeckendem Tee verzaubert jeden Wintertag.

Stoffe zu verringern. Der so zubereitete Tee wird erst nach dem Abkühlen abgeseiht.

Der Kaltauszug

Geht es um die Gewinnung und Schonung empfindlicher Stoffe, wie ätherische Öle und Schleimstoffe, und sind gleichzeitig die Gerbstoffe in ihrer Wirkung unerwünscht, ist der Kaltauszug zu empfehlen. Die Pflanzenteile werden bei diesem Verfahren sechs bis zwölf Stunden zugedeckt in kaltem Wasser stehen gelassen und dann abgeseiht. Um sich vor einer möglichen Keimbildung zu schützen, muss die zu verwendende Portion des Kaltauszugs entweder mit abgekochtem Wasser angesetzt werden oder der

Kaltauszug sollte vor der Einnahme einmal bis kurz vor den Siedepunkt erhitzt werden.

Kombinationen

Sollen einer Pflanze verschiedene Wirkstoffe entzogen werden, die jeweils durch ein unterschiedliches Verfahren gewonnen werden, kann man zunächst einen Kaltauszug machen und anschließend die bereits verwendeten Pflanzenteile mit kochendem Wasser überbrühen.
Setzen Sie für den Auszug der hitzeempfindlichen Inhaltsstoffe die benötigte Menge in einer Tasse Wasser kalt an und lassen das Ganze zugedeckt sechs bis acht Stunden ziehen. Zur Verabreichung des Tees wird der Kaltauszug mit dem anschließend bereiteten Aufguss gemischt.

Bestandteile von Teemischungen

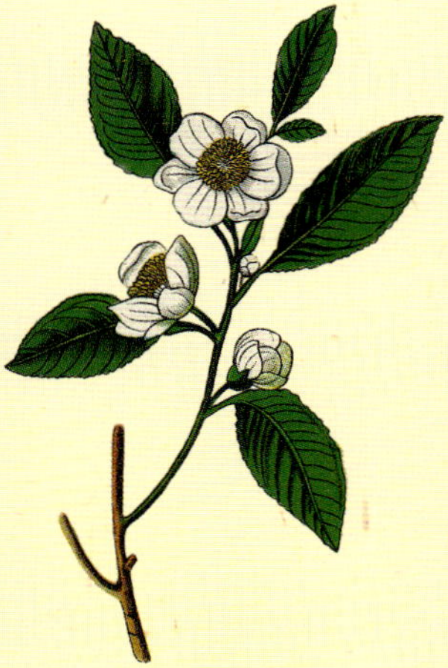

Als Remedium cardinale wird die Pflanze in einer Teemischung bezeichnet, deren Wirkstoff die Heilwirkung bestimmt. Es handelt sich dabei um eine Pflanze, die man bei den Beschwerden auch als Einzeltee verabreichen würde.
Die Pflanze, die die Wirkung des Hauptmittels unterstützt und ergänzt, heißt Adjuvans (Hilfsmittel). In der Wirkrichtung soll das Adjuvans der Heilpflanze also gleichen.
Auf Haupt- und Unterstützungswirkstoffe genau abgestimmt sein sollte das Korrigens, eine Heilpflanze, die Geschmack und Wirkung von Remedium cardinale und Adjuvans verbessert.
Auch Augen und Nase sind an der heilenden Wirkung eines Tees beteiligt. Deshalb wird der Mischung noch ein Füllmittel, das Konstituens, hinzugefügt. Dieses hat vor allem Aussehen und Geschmack der Teemischung zu verbessern.

KAPITEL 2

Heilung durch Hoffnung

Der Körper ist das eine – der Geist ist das andere, das unser Leben, unser Fühlen und unsere Gesundheit bestimmt. Wie mächtig Gedanken sind, ist dem Glauben seit Jahrtausenden bekannt und der Wissenschaft immerhin seit ein paar hundert Jahren. Und so wird eine Heilwirkung oft auch durch den Glauben, durch die Hoffnung auf Gesundung verstärkt.

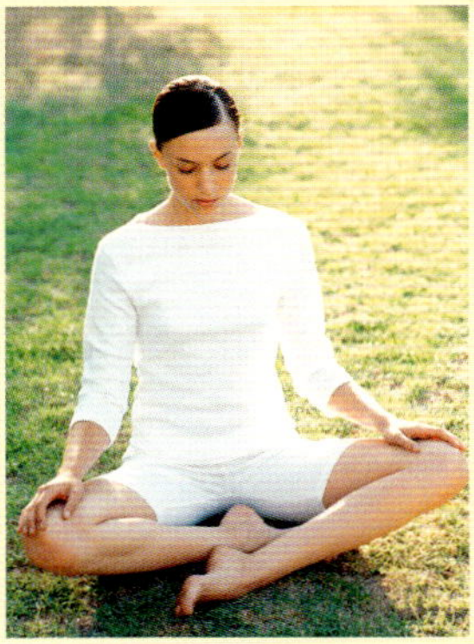

Eins mit sich selbst – wer auf die inneren Kräfte vertraut, ist gegen Krankheiten besser gewappnet.

Die Macht des Geistes

Den Besonderheiten der Heilpflanzen, den Besonderheiten des Wassers und den Besonderheiten der Zubereitung kann noch eine weitere Besonderheit hinzugefügt werden: das Heilen durch die Hoffnung!

Heilungen durch Glauben im französischen Wallfahrtsort Lourdes, Geisterheiler in Südamerika, die Krankheiten buchstäblich verjagen, die Macht indianischer Schamanen, die mit Trancetänzen Krankheitsursachen in Rauch aufgehen lassen, die unglaublichen mentalen Fähigkeiten asiatischer Mönche, die ihre Körpertemperatur und andere Körperfunktionen mit Meditation beeinflussen können und auch als Heiler Mitmenschen zur Verfügung stehen, australische Aborigines, die mit einer geheimnisvollen, zielstrebigen Sicherheit im Sand verborgene Heilpflanzen finden, wenn diese dringend benötigt werden – rund um den Globus haben Menschen in allen Kulturen unglaubliche Fähigkeiten zur Selbstheilung entwickelt.

Auch in unseren Breiten treten unter der Beobachtung der Wissenschaft immer wieder Spontanheilungen auf. Ihre Entstehung und ihre Wirkungsweise sind noch nicht geklärt. Nur eines ist sicher: Der Ursprung aller Selbstheilungskräfte liegt im Denken verborgen. Sportler nutzen diese Gedankenkraft schon seit Jahrzehnten. Jeder Leistungssportler, der es bis an die Weltspitze geschafft hat, wird bestätigen, dass der erste Schritt zur Höchstleistung der Glaube an den Erfolg ist. Die meisten Menschen müssen aber zunächst verstehen, dass man sich trauen muss zu glauben. Ist diese Hürde genommen, ist der Mut zum Glauben da, dann entwickeln sich aus dem Inneren die Wege zum Erfolg.

Auf die gleiche Weise funktioniert auch die Heilung durch Hoffnung. Der Glaube an die eigenen Selbstheilungskräfte ist

KAPITEL 3

Erkältungen lindern und heilen

Es erwischt uns immer wieder. Erkältungen sind eine weit verbreitete Erkrankung und niemand ist dauerhaft davor gefeit. Die meisten Erkältungen sind glücklicherweise harmlos, doch die Beschwerden sehr lästig. Heiltees lindern Husten und Halsweh und fördern auf vielfältige Weise den Heilungsprozess.

Vielfältige Beschwerden beeinträchtigen das Befinden

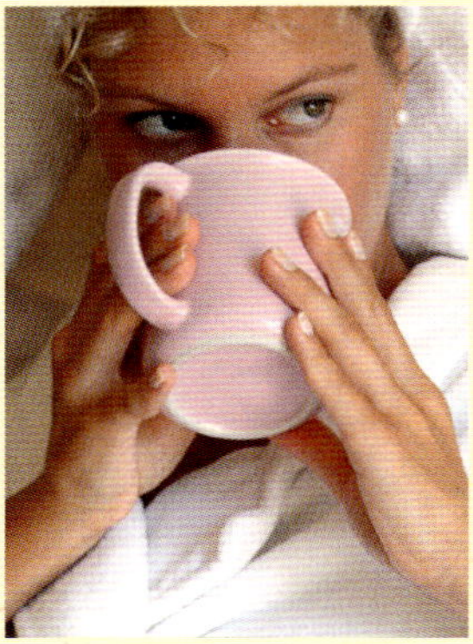

Eine Tasse Tee, Ruhe und ein wenig Rückzug – und schon fühlt man sich viel besser.

Hohes Fieber, Kopf- und Gliederschmerzen, Halsschmerzen und Husten sind die Symptome einer Erkältungskrankheit. Normalerweise klingt eine Erkältung zwar innerhalb einer Woche ab, doch in dieser Zeit ist das Empfinden einfach nur als elendig zu beschreiben. Der Körper kämpft mit Hochdruck gegen die Viren. Der Stoffwechsel läuft auf Hochtouren und das Immunsystem setzt Fieber ein, um die Verursacher des grippalen Infekts zu bekämpfen. Fieber ist dabei keine eigenständige Krankheit, sondern ein Abwehrmechanismus. Die meisten Bakterien und Viren sind bei einer Temperatur über 38,5 °C nicht mehr vermehrungsfähig. Wegen der erhöhten Einsatzbereitschaft des Körpers benötigt der Organismus gleichzeitig viel Flüssigkeit – am besten in Form von Tee. Dadurch werden dem Körper neben der zusätzlichen Flüssigkeit auch wertvolle Wirkstoffe, die er durch die erhöhte Schweißproduktion verloren hat, wieder zugeführt. Die Flüssigkeit braucht der Körper aber auch, um die Bronchien feucht zu halten. Nur gut befeuchtete Bronchien können durch Abhusten Fremdkörper und Schleim aus den Atemwegen entfernen.

Ursachen des Hustens

Husten kann viele verschiedene Ursachen haben. Sehr oft kann mit Heiltees geholfen werden. Ist der Husten jedoch mit farbigem Auswurf, mit starken Schmerzen oder Rasseln und Pfeifen verbunden und lässt er nach ein paar Tagen nicht nach, sollte ein Arzt aufgesucht werden. Das Gleiche gilt auch für Fieberschübe, die länger als drei Tage andauern.

Zu den häufigsten Hustenarten gehören der Reizhusten, das Hüsteln, der tief sitzende Husten und der krampfartige Husten.

Der Reizhusten entwickelt sich oft durch ein Kribbeln im Hals. Hustenanfälle treten meist auf, wenn es zu plötzlichen Temperaturunterschieden kommt, wenn man zum Beispiel von der warmen Wohnung in die Kälte hinaus geht oder umgekehrt.
Das Hüsteln entsteht meist durch die Reizung der Stimmbänder infolge von langem und lautem Reden. Zweithäufigster Grund ist aber auch Stress, Verlegenheit und Anspannung. Hüsteln hat demnach auch oft psychosomatische Gründe. Der tief sitzende Husten ist mit Schleimauswurf verbunden. Dies ist ein eindeutiger Hinweis darauf, dass eine ernsthafte Erkrankung vorliegt, die genau beobachtet werden sollte. Der krampfartige Husten ohne deutliche Mengen von Auswurf, aber mit starken Verspannungen des gesamten Brustraums, ist ein Anzeichen für asthmatische Erkrankungen und Keuchhusten.

Heilpflanzen bei Erkältungen

Im Folgenden finden Sie Empfehlungen für Heilpflanzen, die sich bei Erkältungen sowie zur Immunstärkung bewährt haben und sich sehr gut zur Anwendung als Tees eignen. Angegeben sind dabei auch jeweils die speziell wirksamen Inhaltsstoffe.

Speziell für Kinder

Zur Immunstärkung

Augentrost (Gerbstoffe, Glykoside)
Im Augentrost ist der Wirkstoff Aucubin enthalten, der zu den Glykosiden gehört. Kindern, die aufgrund eines schwachen Immunsystems häufig an Erkältungen erkranken, hilft er außergewöhnlich gut.
1 TL Augentrost mit 1 Tasse heißem Wasser überbrühen. 10 Minuten ziehen lassen. Täglich 1 Tasse trinken.

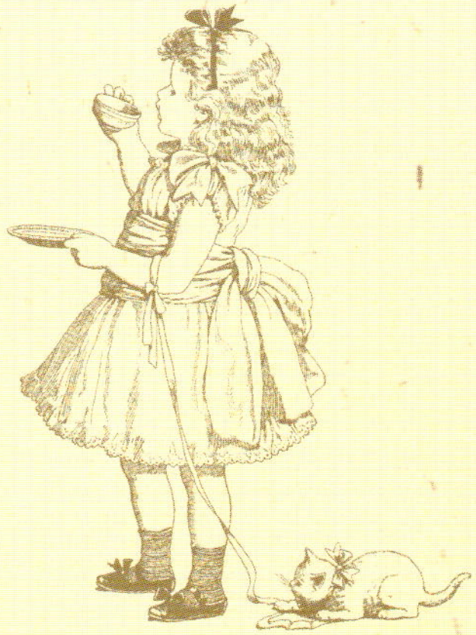

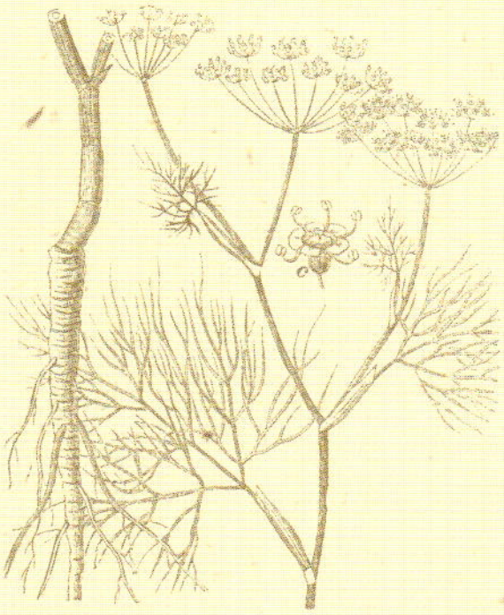

Gegen Husten

Fenchel (ätherische Öle, Bitterstoffe)

Fenchel hilft nicht nur gegen Blähungen bei Säuglingen, sondern ist eine gute Wahl, um Kindern den Schmerz beim Husten zu lindern und den Hustenreiz zu hemmen.

1 TL zerdrückte Fenchelfrüchte mit ½ l kochendem Wasser übergießen. 10 Minuten ziehen lassen. Abseihen und mit Honig süßen. Regelmäßig in kleinen Schlücken trinken lassen.

Heilpflanzen bei Erkältungen und zur Immunstärkung

Für Erwachsene

Mit antibiotischer Wirkung

Holunderblüten (Flavonoide, ätherische Öle)

Der Holunder ist die bekannteste Erkältungsheilpflanze. Seine Blüten fördern durch die Flavonoide die Ausscheidung von Schweiß und Harn und regen das Immunsystem durch ihre antibiotische Wirkung kräftig an.

Benötigt wird 1 TL für eine Tasse Wasser als Aufguss. 5–10 Minuten ziehen lassen. 4 Tassen täglich heiß trinken. Für Kinder kann der Tee bei Bedarf mit Honig gesüßt werden.

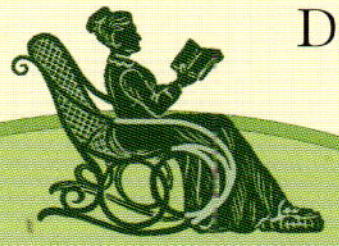

Großmutters Tipp:

Holunderblütentee ist auch als Kur während der kalten Jahreszeit empfehlenswert, weil er auch vorbeugend gegen Erkältungen wirkt.

Lindenblüten (Flavonoide, ätherische Öle, Gerbstoffe, Schleimstoffe)

Die Blüten der Linde sind schweißtreibend, leicht krampflösend und wirken auch antibiotisch. Zum ständigen Gebrauch eigenen sie sich trotz ihres guten Geschmacks nicht. Eine Dauerverwen-

Schleimhäute. Salbei ist deshalb besonders hilfreich bei Halsschmerzen und Husten.
Sie benötigen 1 EL frische oder getrocknete Salbeiblätter für eine Tasse als Aufguss. 10 Minuten ziehen lassen. Täglich 3 Tassen trinken.

Mit schleim- und krampflösender Wirkung

Thymian (ätherische Öle, Gerbstoffe)
Die ätherischen Öle des Thymians wirken überwiegend schleim- und krampflösend. Thymian besitzt außerdem eine antibiotische Wirkung.
Setzen Sie 1 TL getrocknetes Kraut mit einer Tasse kaltem Wasser an und bringen es zum Kochen. 10 Minuten zugedeckt ziehen lassen. Dann abseihen. Täglich 3 Tassen trinken. Eine Kur kann über 4 Wochen mit zwei Tassen täglich durchgeführt werden. Danach 4 Wochen pausieren.

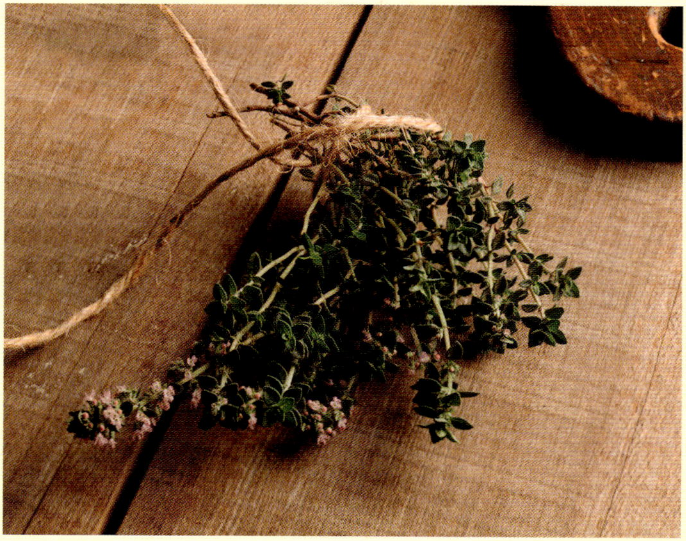

Getrockneter Thymian bringt Stimmung und Duft in die Wohnung – und leistet wertvolle Dienste bei Husten.

Teemischungen gegen allgemeine Erkältungssymptome

HOLUNDERBLÜTEN UND LINDENBLÜTEN

Verwenden Sie 2 TL für eine Tasse als Aufguss; 10 Minuten ziehen lassen. Mehrmals täglich eine Tasse trinken. Bei Bedarf mit Honig süßen.

HOLUNDERBLÜTEN, LINDENBLÜTEN, RINGELBLUMENBLÜTEN

Verwenden Sie 2 TL für eine Tasse Wasser als Aufguss; 10 Minuten ziehen lassen und bis zu 4 Tassen täglich trinken.

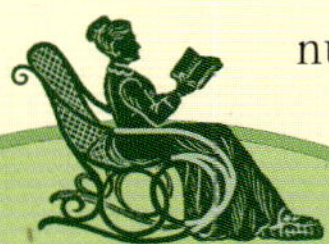

Großmutters Tipp:

Halten Sie sich Teemischungen, die in Ihrer Familie häufiger gebraucht werden, in luftdicht verschlossenen Behältern vorrätig. Kontrollieren Sie Ihre Teevorräte regelmäßig auf Schimmelbefall.

LINDENBLÜTEN, KAMILLENBLÜTEN, CHINARINDE

Verwenden Sie 2 TL für eine Tasse Wasser als Aufguss; 10 Minuten ziehen lassen. Täglich 3 Tassen trinken.

WEIDENRINDE, HOLUNDERBLÜTEN, KAMILLENBLÜTEN

Verwenden Sie 1 TL für eine Tasse Wasser als Aufguss; 10 Minuten ziehen lassen. Täglich 2 Tassen schluckweise trinken.

Teemischungen bei erkältungsbedingtem Kopfschmerz

WEIDENRINDE, LAVENDELBLÜTEN, KAMILLENBLÜTEN

Verwenden Sie 2 TL für eine Tasse als Aufguss. 10 Minuten ziehen lassen. Bis zu 2 Tassen im akuten Fall nacheinander trinken. Bei Bedarf mit Honig süßen.

Weidenrinde, Melissenblätter, Holunderblüten
2 TL für eine Tasse als Aufguss. 10 Minuten ziehen lassen. Der Tee kann im akuten Fall stündlich getrunken werden.

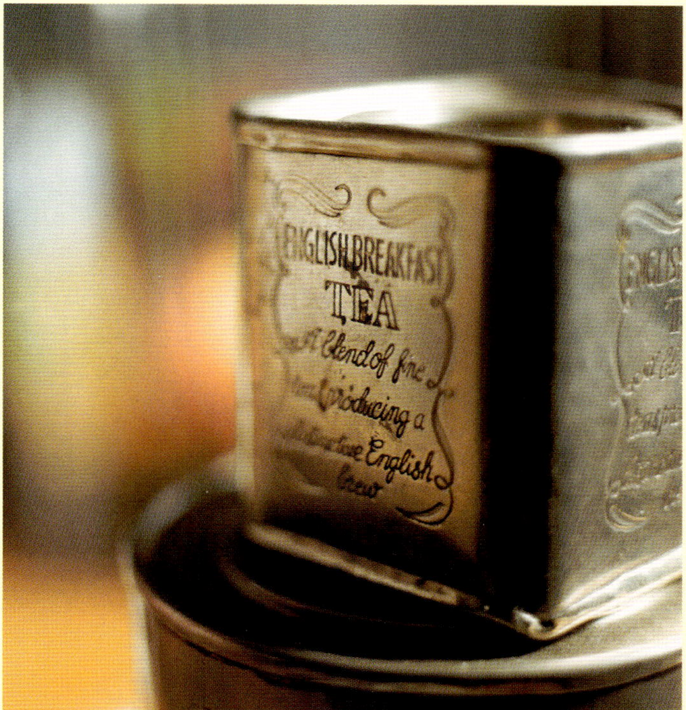

Kontrollieren Sie Ihre Teemischungen regelmäßig auf Schimmelbefall und bewahren Sie sie an einem trockenen Ort auf.

Teemischungen bei Halsentzündung

Kamillenblüten, Salbeiblätter
Verwenden Sie 2 TL für eine Tasse Wasser als Aufguss. 10 Minuten ziehen lassen. Stündlich eine Tasse heiß trinken und zeitlich versetzt eine weitere Tasse warm gurgeln.

Arnika, Salbeiblätter, Kamillenblüten

Nehmen Sie 2 TL für eine Tasse Wasser als Aufguss. 10 Minuten ziehen lassen. Mehrmals täglich warm gurgeln. Mit Honig gesüßt 3-mal täglich eine Tasse heiß trinken.

Teemischungen gegen Husten

Salbeiblätter, Holunderblüten

Nehmen Sie 2 TL für eine Tasse als Aufguss. 5 Minuten ziehen lassen. Mit Honig süßen und 3 Tassen täglich trinken.

Gut geeignet zur Bevorratung von Tee und Teemischungen sind verschließbare Glasbehälter. Bewahren Sie diese an einem lichtgeschützten Ort auf.

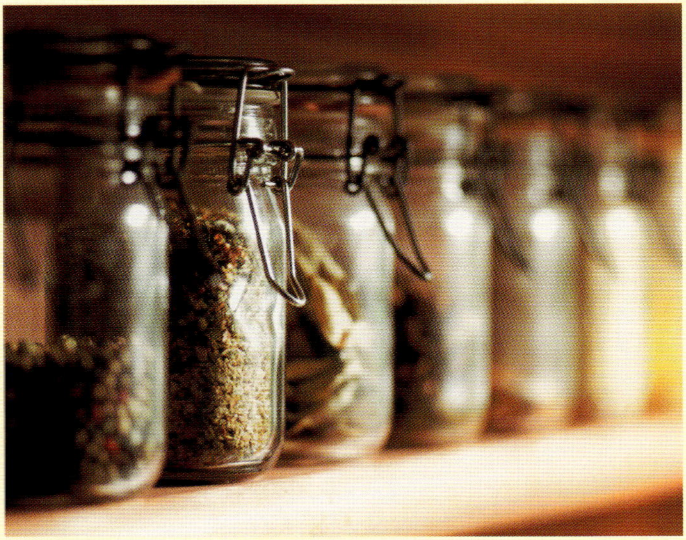

Kamille, Thymian

Setzen Sie 2 TL für eine Tasse kalt an. Zum Kochen bringen und 10 Minuten abgedeckt ziehen lassen. 3 Tassen täglich trinken. Bei Bedarf mit Honig süßen.

Periodenschmerz kann auch auf einen Mangel an Kalzium, Kalium und Magnesium hinweisen. Diese Mineralien sind in Vollkornprodukten und Nüssen reichlich vorhanden. Generell ist auch empfehlenswert, während der Periode auf Koffein zu verzichten. Er verstärkt Unruhe und Anspannung und kann nicht nur die Unterleibsschmerzen intensivieren, sondern während der Menstruation auch noch Kopfschmerzen und Migräne auslösen. Es sind aber nicht nur zu starke Blutungen ein Problem, manche Frauen leiden auch an zu schwachen oder unregelmäßigen Zyklen. Auch sie können mit Tees behandelt werden.

Heilpflanzen gegen Frauenbeschwerden

Bei Beschwerden der Wechseljahre und der Menstruation

Frauenmantelkraut (Gerbstoffe, Flavonoide)

Frauenmantelkraut ist sehr wirkungsvoll bei Wechseljahr- und Menstruationsbeschwerden. Die Gerbstoffe bremsen das Wachstum bestimmter Bakterien sowie die Mutationsrate von Zellen.

Geben Sie 2 TL auf eine Tasse Wasser als Aufguss. 10 Minuten ziehen lassen. Während der Periode bis zu 3 Tassen täglich trinken.

Großmutters Tipp:

Johanniskraut ist bekannt als mildes, wirksames Mittel gegen Depressionen. Es wirkt stimmungsaufhellend und ist auch als Tinktur oder in Drageeform in Apotheken und Drogerien erhältlich.

Bei Beschwerden der Wechseljahre und starken Blutungen

Johanniskraut (Flavonoide, Gerbstoffe, ätherische Öle)

Dieses Kraut hilft nicht nur als mehrwöchige Kur bei Wechseljahresbeschwerden, sondern auch bei zu starker Periode.

1 TL Johanniskraut mit einer Tasse kochendem Wasser übergießen und 2 Minuten ziehen lassen. Täglich 2 Tassen mit Honig gesüßt trinken.

Ein wohliges Bad, eine wirksame Tasse Heiltee und dann mit einem guten Buch ins Bett – ein bewährtes Rezept!

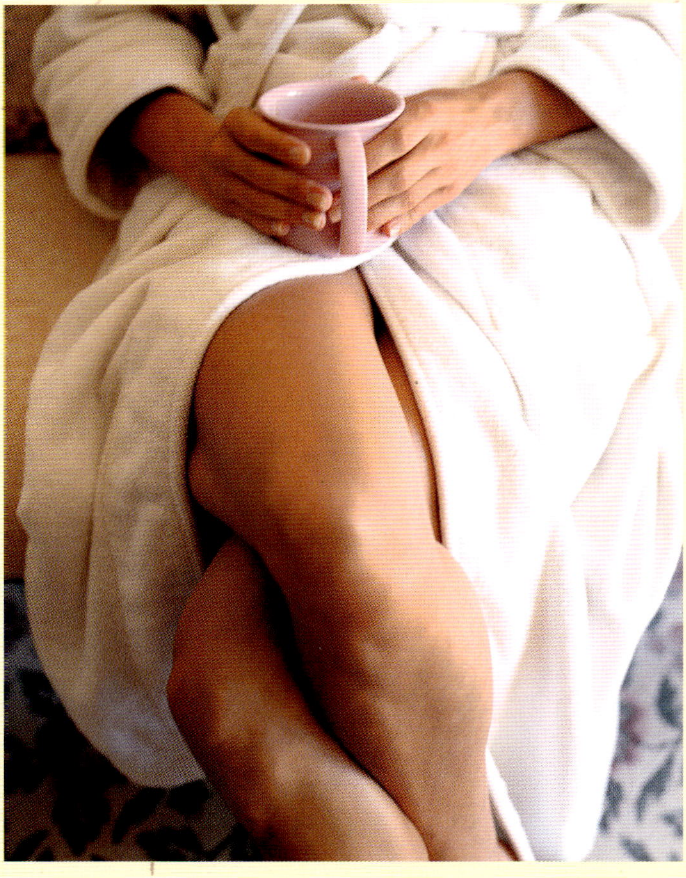

BEI MENSTRUATIONSBESCHWERDEN

Ginseng (Saponine)

Ginseng ist vielseitig verwendbar. Bei menstruationsbedingten Beschwerden wirkt er durch seine steroiden Saponine.

Verwenden Sie als Aufguss 1 TL auf eine Tasse Wasser. 10 Minuten ziehen lassen. Während der Periode eine Tasse täglich trinken.

Bei Krämpfen während der Periode

Gänsefingerkraut (Flavonoide, Gerbstoffe)

Die Flavonoide des Gänsefingerkrauts sind für die Behandlung von Menstruationsbeschwerden entscheidend, weil sie krampflösend wirken.

Verwenden Sie als Aufguss 1 EL Gänsefingerkraut auf eine Tasse Wasser. 10 Minuten ziehen lassen. Während der Periode täglich 3 Tassen vor den Mahlzeiten trinken.

Bei starken Blutungen

Schachtelhalm (Flavonoide, Kieselsäure)

Die Kieselsäure des Schachtelhalms reguliert Blutungen und fördert Wundheilungen. Darüber hinaus steigert sie die Abwehrkräfte. Schachtelhalm sollte bereits drei Tage vor der erwarteten Periode als Kur zum Einsatz kommen.

Verwenden Sie 2 EL Schachtelhalm in ½ l Wasser als Kaltauszug. 12 Stunden ziehen lassen. Vor dem Trinken kurz erwärmen. Täglich 2 Tassen bis zum Ende des Zyklus trinken.

Großmutters Tipp:

Ein wohliges Bad mit ätherischen Ölen und danach ein gemütlicher Abend auf dem Sofa entspannen Körper und Seele und unterstützen so die Wirkung der Heiltees.

Kamillenblüten (ätherische Öle, Flavonoide)

Kamillenblüten lösen Krämpfe der Gebärmutter und helfen auch bei zu starken Blutungen. Gleichzeitig lindert die Kamille Übelkeit. Nur rund 60 Prozent der ätherischen Öle gehen von der Kamille in den Tee über. Auch ein Teil der Flavonoide, die die krampflösende Wirkung besitzen, geht verloren. Bereiten Sie daher lieber eine Tasse zu viel als zu wenig zu.

Verwenden Sie 3 TL Kamillenblüten auf eine Tasse als Aufguss. 10 Minuten ziehen lassen. Täglich bis zu 5 Tassen trinken. Als vierwöchige Kur 3 Tassen täglich trinken.

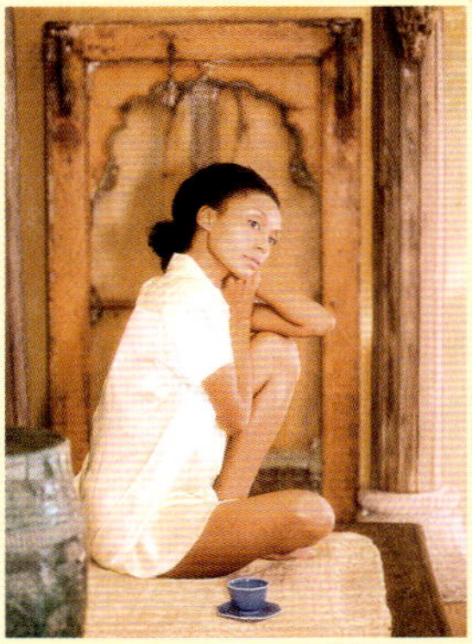

Wohl in allen Kulturen vertrauen Frauen auf die Heilkräfte von Teezubereitungen.

ZYKLUSREGULIERENDE WIRKUNG

Mönchspfefferfrüchte (Flavonoide, ätherische Öle)

Sie greifen in das hormonelle Geschehen ein und regulieren den Zyklus. Mönchspfeffer sollte bei sehr jungen Frauen nicht eingesetzt werden.

Verwenden Sie 1 TL auf eine Tasse Wasser als Aufguss. 10 Minuten ziehen lassen. Täglich eine Tasse trinken.

Taubnessel (Schleimstoffe, Gerbstoffe, Saponine)

Taubnessel wirkt ausgleichend auf die Periode. Daher kann sie bei verschiedenen Menstruationsbeschwerden eingesetzt werden. Verwenden Sie 1 TL auf eine Tasse Wasser als Aufguss. 5 Minuten ziehen lassen. Täglich eine Tasse über den Zeitraum des Zyklus trinken.

Salbei (ätherische Öle, Flavonoide, Eisen, Zink)

Das Flavonoid Cirsimaritin wirkt bakterientötend und die ätherischen Öle wirken entzündungshemmend, antiseptisch und sie regulieren die Durchblutung.

Bei ausbleibender Periode 5 EL frische Salbeiblätter in ½ l Wasser kochen und 10 Minuten ziehen lassen. Dann abseihen und mit Honig süßen. Alle 2 bis 3 Stunden eine Tasse trinken.

Teemischungen bei Menstruationsbeschwerden

KUR GEGEN BESCHWERDEN DER WECHSELJAHRE UND DER MENSTRUATION

Frauenmantelkraut, Gänsefingerkraut, Schafgarbenkraut, Johanniskraut, Schachtelhalm

Verwenden Sie 1 TL für eine Tasse Wasser als Aufguss. Bis zu 3 Monate lang 2 oder 3 Tassen täglich trinken. 4 Wochen pau-

gungen zu Atemnot. Das Liegen auf der linken Körperseite führt zu Unwohlsein und Beklemmungen. Regelmäßig kommt es zu Schlafstörungen und Herzrhythmusstörungen.
Aber auch gegen Blutarmut hat die Apotheke der Natur viel zu bieten. Die Symptome der Anämie sind brüchige Fingernägel, Haarausfall, spröde Haut, Lippenrisse und rasche Ermüdbarkeit.

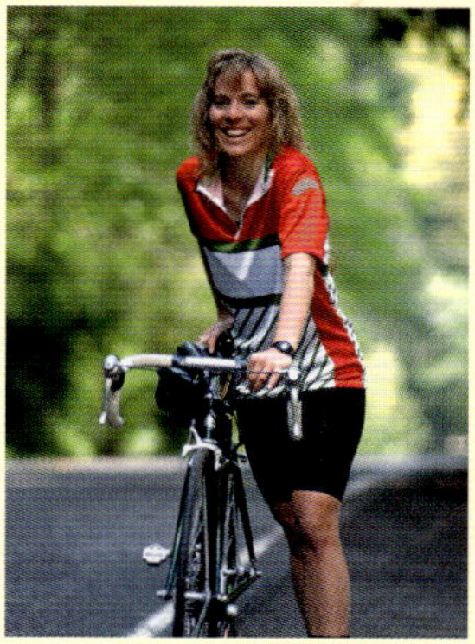

Bewegung gehört zu einer gesunden Lebensweise unbedingt dazu.

Heiltees bei Herz- und Kreislaufbeschwerden, Arterien- und Venenleiden und Blutarmut

Kreislaufanregende Wirkung

Galgantwurzel (ätherische Öle, Flavonoide)

Die Galgantwurzel wirkt in erster Linie anregend auf den Kreislauf. Die ätherischen Öle verzögern aber auch die Verklumpung der Blutplättchen. Der Blutdurchfluss wird dadurch verbessert. Verwenden Sie 1 TL auf eine Tasse Wasser als Aufguss. 5 Minuten ziehen lassen. Eine Tasse morgens vor dem Frühstück trinken. Bei Bedarf mit Honig süßen.

Herzstärkend, blutdruckregulierend und wirksam bei Arteriosklerose

Weißdornblüten und -blätter (Flavonoide, Gerbstoffe, Glykoside, ätherische Öle)

Weißdorn ist das wichtigste Herz-Kreislauf-Medikament unter den heimatlichen Heilpflanzen. Er hilft hervorragend gegen Arteriosklerose, bei der die Elastizität der Arterien verloren geht. Weißdorn muss als Tee-Kur über einen längeren Zeitraum getrunken werden. Dann reguliert er den Blutdruck und hilft bei stressbedingten Herzrhythmusstörungen. Weißdorntee kann als Alltagsgetränk anstelle von Kaffee verwendet werden.
Verwenden Sie 2 TL für eine Tasse Wasser als Aufguss. 10 Minuten ziehen lassen und täglich bis zu 3 Tassen trinken.

Herzstärkend, bei Ohnmachtsanfällen

Melisse (ätherische Öle, Bitterstoffe, Gerbstoffe)

Melisse ist unverzichtbar bei der Behandlung von Herzschwäche in Verbindung mit Pulsunregelmäßigkeiten. Schon im Mittelalter wurde die Heilpflanze auch gegen Ohnmachtsanfälle eingesetzt. Während die ätherischen Öle krampflösend wirken, sind es die entzündungshemmenden und herzstärkenden Gerbstoffe, die die Pflanze so wertvoll machen.

Verwenden Sie 2 TL Melissenblätter auf eine Tasse Wasser als Aufguss. 10 Minuten abgedeckt ziehen lassen. Als Kur 4 Wochen lang täglich 3 Tassen trinken. Dann 2 Wochen pausieren. Zur Geschmacksverbesserung kann dem Tee ein wenig Pfefferminze beigemischt werden.

Blutdruckregulierende Wirkung

Baldrian (ätherische Öle, Bitterstoffe)

Baldrian gilt zu Unrecht als bloßes Einschlafmittel. Er entspannt, ohne zu ermüden. Deshalb wirkt er auch gegen hohen Blutdruck. Verwenden Sie 1 TL getrocknete und zerkleinerte Baldrianwurzel auf eine Tasse Wasser als Aufguss. 10 Minuten zugedeckt ziehen lassen. Bis zu 3 Tassen täglich trinken.

Sie können Baldrian auch als Kaltauszug zubereiten. 1 TL frische oder getrocknete Baldrianwurzel morgens in eine Tasse kaltes Wasser geben und 12 Stunden ziehen lassen. Vor dem Schlafengehen trinken.

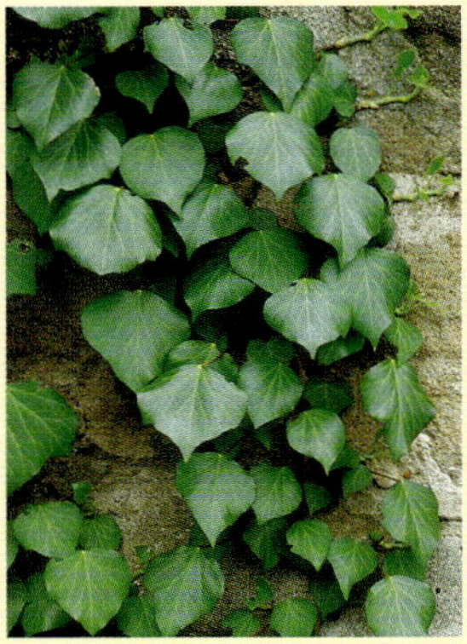

Efeu ist nicht nur sehr dekorativ, sondern hat auch eine cholesterinsenkende Wirkung.

Cholesterinsenkende Wirkung

Efeu (Saponine)

Saponine wirken Fetten entgegen; damit sind sie eine wichtige Therapie bei erhöhten Cholesterinwerten im Blut. Außerdem wirken sie entzündungshemmend. Achtung: Efeubeeren sind giftig. Nur die Blätter sind ein wichtiges Heilkraut. Sie sollten aber

nicht höher als 2 TL pro Tasse dosiert werden. Nebenwirkungen bleiben dann aus.
Verwenden Sie 1 TL Efeublätter auf eine Tasse Wasser als Aufguss. 10 Minuten ziehen lassen. Täglich 2 Tassen trinken. Bei Bedarf mit Honig süßen.

Blutdrucksenkende und gefässreparierende Wirkung

Hagebutten (Flavonoide, Vitamin C, Kalzium)
Die Flavonoide helfen dem Körper, das Vitamin C besser zu verwerten. Das Vitamin C wirkt entzündungshemmend und antibiotisch. Das viele Vitamin C in den Hagebutten senkt den Blutdruck und dichtet schadhafte Stellen der Blutgefäße ab. Der Körper muss dann weniger gefährliche Cholesterinplaques zur Abdichtung defekter Stellen verwenden. Diese führen im Laufe der Zeit zu Verhärtungen.
2 TL der getrockneten Schalen mit einer Tasse Wasser als Aufguss zubereiten. 10 Minuten ziehen lassen. Täglich bis zu 3 Tassen trinken.

Bei Bluthochdruck

Bärlauch (Flavonoide, Vitamin C)
Wie Knoblauch wirkt auch Bärlauch auf den Blutdruck und die Blutgefäße. Er eignet sich zur Vorbeugung und zur begleitenden Behandlung von Bluthochdruck.
Verwenden Sie 1 EL des getrockneten Krauts auf eine Tasse Wasser als Aufguss. 10 Minuten ziehen lassen. 2 Tassen täglich trinken.

Großmutters Tipp:
Bärlauch findet auch in der Küche vielseitige Verwendung. Als würziges Kraut verfeinert es viele Gerichte. Auch zum Backen ist es geeignet – zum Beispiel in herzhaftem Bärlauchbrot.

Mistelkraut (Lektine, Cholin)
Mistelzweige werden während der Blüte, also im Frühjahr, geerntet. Da sie in der Regel sehr weit oben in den Baumkronen

wachsen, ist es keine ungefährliche Angelegenheit, sie zu pflücken. Erhöhter Blutdruck kann mit Mistelkraut wirkungsvoll behandelt werden.
Verwenden Sie 2 TL des getrockneten Krauts auf eine Tasse Wasser als Aufguss. 10 Minuten ziehen lassen. Täglich 3 Tassen trinken. Da Misteln nur sehr langsam wachsen, sollte auf standardisierte Präparate aus der Apotheke zurückgegriffen werden.

Bei zu niedrigem Blutdruck

Ginsengwurzel (Glykoside)
Ginseng wirkt durchblutungsfördernd. Bei zu niedrigem Blutdruck, der mit Schwächezuständen und Müdigkeit einhergeht, empfiehlt sich eine Kur über sechs Wochen.
Verwenden Sie 1 TL auf eine Tasse Wasser als Kaltauszug. Kurz erwärmen und abends vor dem Schlafengehen trinken.

Rosmarinblätter (ätherische Öle, Flavonoide, Bitterstoffe, Gerbstoffe)
Rosmarinblätter fördern allgemein die Durchblutung und regen

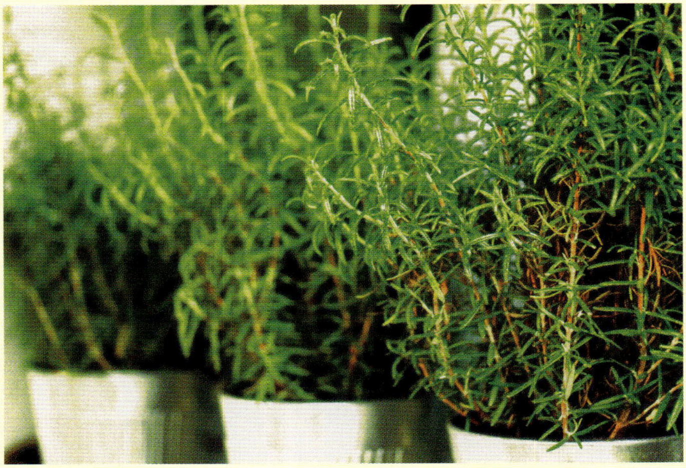

Viele Heilkräuter können Sie in Ihrem Garten oder in Blumentöpfen selber ziehen.

den Kreislauf an. Als Kur eignet sich Rosmarin vor allem bei chronischen Durchblutungsstörungen und niedrigem Blutdruck. Verwenden Sie 1 TL auf eine Tasse Wasser als Aufguss. 10 Minuten ziehen lassen. 6 Wochen lang täglich 2 Tassen trinken. Bei Bedarf mit Honig süßen.

Bei Blutarmut

Löwenzahn (Eisen, Vitamin C)

Löwenzahnblätter enthalten viel Eisen und Vitamin C. Beides sind die wichtigsten Biostoffe zur Blutbildung. Bei der Teezubereitung geht allerdings viel Vitamin C verloren, das Eisen geht jedoch in den Tee über.

Setzen Sie 1 EL Wurzel und getrocknete Blätter mit einer Tasse Wasser kalt auf. Eine Minute lang kochen. Zwischen 10 und 15 Minuten ziehen lassen. Während einer Kur von 8 Wochen täglich 2 Tassen trinken. Größere Mengen können bei empfindlichen Menschen zu Magenbeschwerden führen.

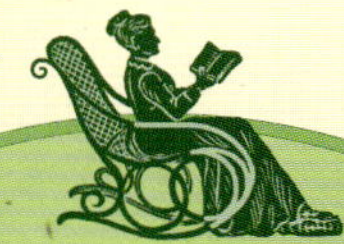

Großmutters Tipp:

Zarter Löwenzahn von Frühlingswiesen lässt sich auch als schmackhafter Salat zubereiten und ist sehr gesund. Er wirkt harntreibend. Suchen Sie den Löwenzahn auf ungedüngten Wiesen.

Brennnessel (Vitamin C, Gerbstoffe, Eisen, Kieselsäure, histaminähnliche Substanzen)

Schon seit dem Altertum ist die Brennnessel als Heilpflanze bekannt. Die Wurzeln werden im Spätsommer und das Brennnesselkraut vom Frühjahr bis zum Herbst gesammelt – mit Handschuhen. Die Blätter sollten von jungen Trieben stammen, da diese weniger Bitterstoffe enthalten.

Die Heilpflanze enthält überdurchschnittlich viel Vitamin C, Eisen und Kieselsäure. Besonders das Eisen macht die Brennnessel zu einer wertvollen Pflanze bei Blutarmut. Die histaminähnlichen Substanzen fördern die Durchblutung.

Lassen Sie 1 TL des getrockneten Krauts mit einer Tasse Wasser als Aufguss 10 Minuten zugedeckt ziehen. Täglich bis zu 4 Tassen trinken. Eine Kuranwendung sollte bei 4 bis 8 Wochen liegen.

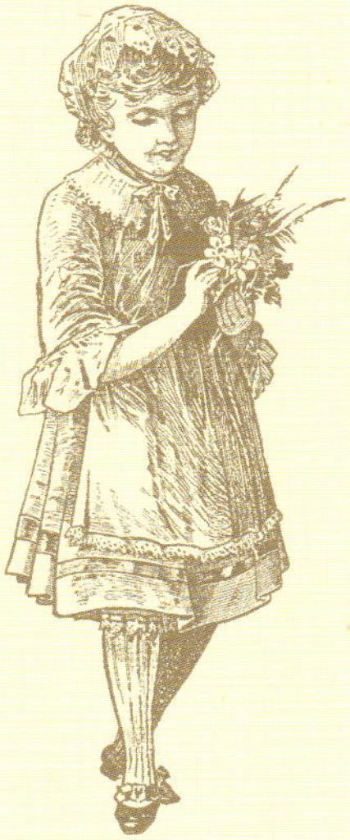

Bei Venen- und Krampfaderleiden und Ödemen

Buchweizenkraut (Glykoside, Flavonoide, Gerbstoffe)
Buchweizenkraut enthält Rutin, eine Substanz, die die Kapillaren abdichtet. Dadurch lindert es die Beschwerden bei Venen- und Krampfaderleiden und auch bei Ödemen.
2 TL mit einer Tasse Wasser als Aufguss zubereiten. 10 Minuten ziehen lassen. 4 Wochen lang 3 Tassen täglich trinken.

Bei Venenleiden

Hamamelis (ätherische Öle, Flavonoide, Gerbstoffe)
Die Rinde und die Blätter des Hamamelisstrauchs wirken zusammenziehend auf die Gefäße und fördern zudem die Blutgerinnung. Angezeigt ist Hamamelis bei allen Entzündungen und Erweiterungen der Venen.
Bringen Sie 1 TL der getrockneten Blätter mit einer Tasse Wasser zum Kochen und lassen den Tee 5 Minuten lang köcheln. Abkühlen lassen. Täglich 1 bis 2 Tassen trinken.

Gefässabdichtende Wirkung

Wein- und Gartenraute (Glykoside, Alkaloide, Gerbstoffe, ätherische Öle)
Wein- und Gartenraute enthält Rutin und wirkt damit gefäßabdichtend. Besonders geeignet ist sie bei Beingeschwüren und Stauungen.
Verwenden Sie 1 TL auf eine Tasse Wasser als Aufguss. 10 Minuten ziehen lassen. Täglich 1 bis 2 Tassen trinken. Während der Schwangerschaft sollte Raute nicht eingenommen werden, da die Gefahr einer Fehlgeburt besteht.

BEI VENÖSEN STAUUNGEN

Rosskastaniensamen (Saponine, Gerbstoffe, Flavonoide)

Rosskastaniensamen sind sehr wirksam bei venösen Stauungen. Der saponinähnliche Stoff Aescin aus der braunen Fruchtschale fördert den venösen Rückfluss.

Verwenden Sie 1 TL auf eine Tasse Wasser als Aufguss. 10 Minuten ziehen lassen. Nach den Hauptmahlzeiten eine Tasse trinken.

BEI OFFENEN BEINEN

Steinklee (Flavonoide, Kumarine)

Die Flavonoide des Steinklees hemmen Entzündungen und dichten beschädigtes Gewebe wieder ab. Die Kumarine wiederum sorgen dafür, dass die reparierten Gefäßwände besser versorgt werden und sich somit stabilisieren. Die Kumarine sind aber nur in der getrockneten Pflanze in therapeutisch wirksamen Mengen vorhanden. Die Frischpflanze ist daher zur Behandlung ungeeignet.

Verwenden Sie 2 TL Steinklee auf eine Tasse Wasser als Aufguss. 10 Minuten ziehen lassen. Vor dem Schlafengehen trinken.

Achtung: Steinkleetee darf nicht tagsüber getrunken werden, da er ermüdet. Vorsicht vor Überdosierung. Es kann dabei zu Kopfschmerzen, Erbrechen und extremer Müdigkeit kommen.

Teemischungen für die Stärkung von Herz und Kreislauf und bei Venenleiden

HERZSTÄRKENDE WIRKUNG

Weißdornblüten und -blätter, Mistelkraut

Verwenden Sie 1–2 TL der Mischung auf eine Tasse Wasser als Aufguss. 10 Minuten ziehen lassen. Über einen Zeitraum von 2 Monaten morgens und abends je eine Tasse trinken. Einen Monat pausieren, dann die Kur wiederholen.

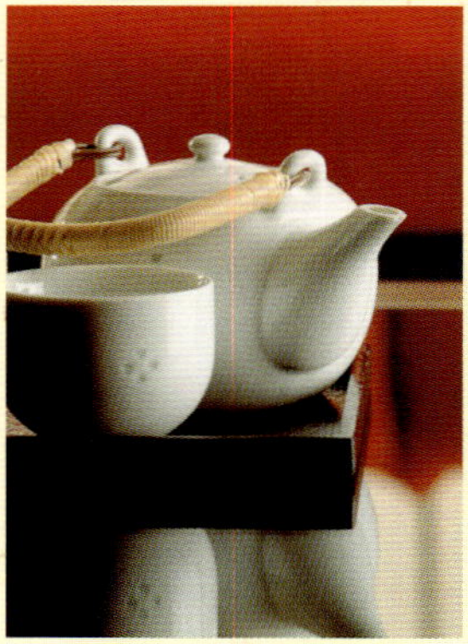

Zeit für eine entspannende Tasse Tee?

Herzberuhigende Wirkung

Salbeiblätter, Weißdornblüten

Verwenden Sie 2 TL auf eine Tasse Wasser als Aufguss. 10 Minuten ziehen lassen. Von dieser Mischung 4 Wochen lang täglich 2 Tassen als Kur trinken. Anschließend 2 Wochen pausieren; danach eventuell wiederholen.

Kreislaufentspannende Wirkung

Weißdornblüten, Melissenblätter, Hagebutten, Baldrian

Verwenden Sie 2 TL auf eine Tasse Wasser als Aufguss. 10 Minuten ziehen lassen. Täglich 2 Tassen trinken.

Durchblutungsfördernde Wirkung

Weißdorn, Galgant

Verwenden Sie 1 TL auf eine Tasse Wasser als Aufguss. 10 Minuten ziehen lassen. Einen Monat lang täglich eine Tasse trinken. Anschließend 2 Wochen pausieren. Dann die Kur wiederholen. Bei Bedarf mit Honig süßen. Weißdorn ist auch mit Hagebutten und Pfefferminze mischbar.

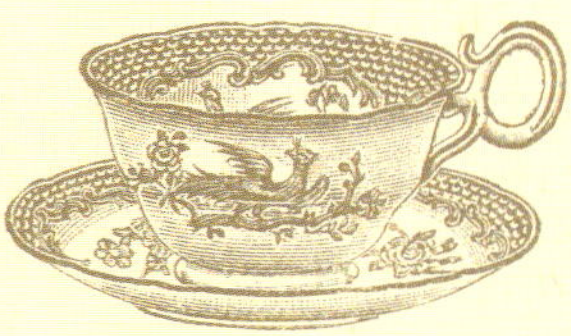

Venenstärkende Wirkung

Brennnessel, Hamamelisblätter, Rosskastaniensamen, Steinklee

Verwenden Sie 1 TL auf eine Tasse Wasser als Aufguss. 10 Minuten ziehen lassen. 4 Wochen lang täglich 2 Tassen trinken. Mit Honig süßen.

Stärkung des Gefässsystems

Rosskastanienblüten, Steinklee, Schafgarbenblüten, Hamamelisblätter

Verwenden Sie 1 TL auf eine Tasse Wasser als Aufguss. 10 Minuten ziehen lassen. 4 Wochen lang täglich 3 Tassen als Kur trinken.

KAPITEL 6

Wohltat für die inneren Organe

Nach einem zu üppigen Essen greift mancher gern zu einem Kräutertee, bei Blasenbeschwerden bietet Tee bewährte „Erste Hilfe“. Doch noch bei vielen anderen Beschwerden tun Heiltees Magen, Darm, Gallenblase, Blase, Nieren und Harnleiter viel Gutes.

Verdauungsprobleme

Magen und Darm bereiten den meisten Menschen immer wieder Probleme. Bei den Magenverstimmungen tritt überwiegend die Gastritis, bei Darmproblemen vor allem die Verstopfung auf. Beide haben gemeinsam, dass falsche Ernährung und Stress die häufigsten Ursachen für das Auftreten der Beschwerden sind. Erst an dritter Stelle spielen Infektionen, wie auch die Magenschleimhautentzündung (Gastritis), und auslösende Bakterien, wie Helicobacter pyloris, als Verursacher verschiedener Symptome eine Rolle. In leichten Fällen der Gastritis kommt es zu Sodbrennen, Völlegefühl auch ohne Nahrungsaufnahme, Aufstoßen und regelmäßiger Appetitlosigkeit. In der schweren Form kommt es zu starken Schmerzattacken im oberen Bauchbereich, Magenkrämpfen, Blähungen und zu einem Wechsel zwischen Durchfall und Verstopfung.

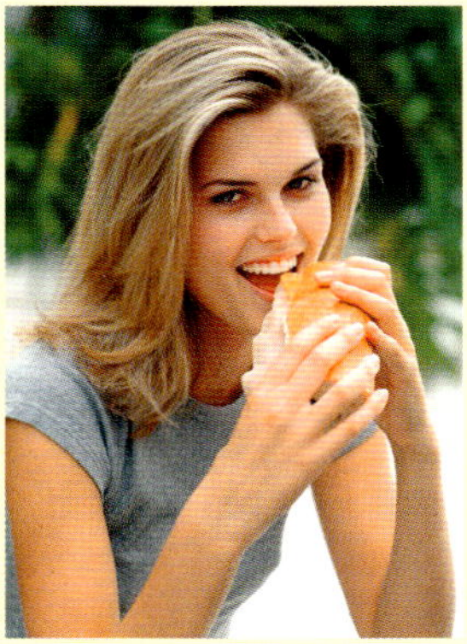

Essen soll Spaß machen, aber auch gesund sein – eine ausgewogene Mischkost wird beidem gerecht.

Neben der Gastritis ist die Verstopfung meist die Folge einer ballaststoffarmen Ernährung, zu vieler Süßigkeiten und Bewegungsmangel. Die vorübergehende Unfähigkeit des Darms, sich zu entleeren, kann zu extremem Völlegefühl, Blähungen und Übelkeit führen. Chronische Verstopfung sollte unbedingt vom Arzt diagnostiziert werden, da es nicht nur zu ständigen Bauchschmerzen, sondern auch zu Rücken- und Kopfschmerzen kommen kann.

Durchfall kann verschiedene Symptome haben. Er kann sehr dünnflüssig sein, aber auch schon ein Stuhlgang von mehr als fünfmal pro Tag gilt als Durchfallerkrankung. Weitere Symptome sind auch, dass der Stuhldrang trotz Entleerung des Darms nicht verschwindet und dass in Schüben kolikartige Schmerzen im Unterleib auftreten. Neben der Gastritis sind die häufigsten Verursacher Infektionen, verdorbenes Essen, aber auch große Aufregung. Zumindest an den ersten beiden Tagen des Durch-

falls muss nicht mit starken Medikamenten entgegengewirkt werden. Es muss aber auf eine ausreichende Flüssigkeitszufuhr geachtet werden. Die Heiltees sollten immer schluckweise zu sich genommen werden. Normalisiert sich der Stuhlgang am dritten Tag nicht und tritt auch noch hohes Fieber auf, muss ein Arzt zur Beratung hinzugezogen werden.

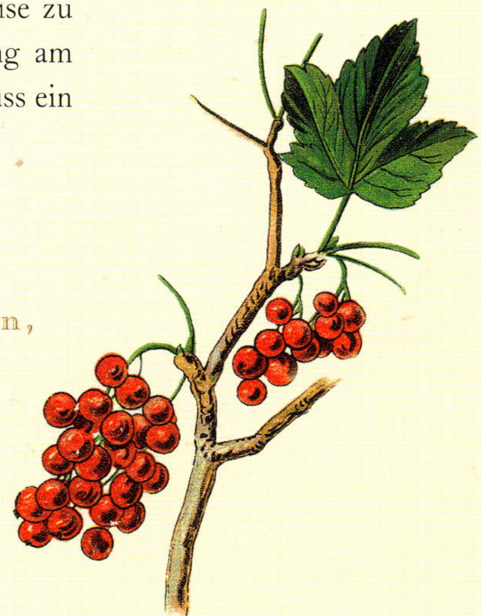

Heiltees bei Magen- und Darmbeschwerden, Durchfall, Verstopfungen, Sodbrennen und Blähungen

Speziell für Kinder

BEI DURCHFALL

Heidelbeeren (Myrtillin, Gerbstoffe, Farbstoffe, Pektine, Vitamin C und A)

Normalerweise ist ein so hoher Anteil an Gerbstoffen, wie sie die Heidelbeere besitzt, in einer Pflanze gesundheitlich problematisch, weil sie den Magen belasten können. Bei der Heidelbeere sind sie aber an die Farbstoffe gekettet. Erst im Darm werden sie gelöst und können, ohne dem Magen geschadet zu haben, die entzündete Darmschleimhaut heilen. Der Farbstoff Myrtillin hemmt darüber hinaus das Wachstum von Krankheitserregern im Darm. Die Pektine reichern die gestörte Darmflora gleichzeitig mit Ballaststoffen an. Auf wild wachsende Heidelbeeren sollte wegen der Infektionsgefahr durch den Fuchsbandwurm verzichtet werden. Die gezogenen Heidelbeeren sind zwar größer und im Geschmack schwächer, aber sie besitzen beinahe dieselbe Menge an Wirkstoffen. Die gewaschenen Beeren werden bei 45 °C im Ofen getrocknet.

Für den Kindertee 3 EL getrocknete Früchte zerquetschen und in ½ l Wasser geben. 5 bis 10 Minuten kochen lassen. Bei Zahnungsdurchfall dem Säugling täglich 3- bis 5-mal 1–2 TL in die Flasche beimischen oder dem gestillten Kind in den Mund träufeln lassen. Bei der Durchfallbehandlung von Kindern täglich bis zu 5-mal 4–5 EL ungesüßt geben.

Für Erwachsene

BEI VÖLLEGEFÜHL / APPETITANREGEND

Andornkraut (ätherische Öle, Flavonoide, Bitterstoffe, Gerbstoffe)

Die Bitterstoffe des Andornkrauts wirken gegen Völlegefühl. Gleichzeitig kann die Heilpflanze auch zur Steigerung der Magensaftproduktion eingesetzt werden. Dadurch wirkt Andornkraut appetitanregend.

Verwenden Sie 2 TL auf eine Tasse Wasser als Aufguss. 10 Minuten ziehen lassen. Täglich bis zu 3 Tassen trinken.

BEI VÖLLEGEFÜHL UND BLÄHUNGEN

Beifußkraut (Flavonoide, ätherische Öle, Bitterstoffe)

Beifußkraut besitzt eine beruhigende Wirkung auf den Magen. Völlegefühl nach fettreichen Mahlzeiten kann mit einer Tasse Tee gelindert werden. Das Kraut wirkt auch gut bei Blähungen. In diesem Fall sollte Beifußkrauttee vor der Mahlzeit getrunken werden.

Verwenden Sie 1 TL auf eine Tasse Wasser als Aufguss. 5 Minuten ziehen lassen.

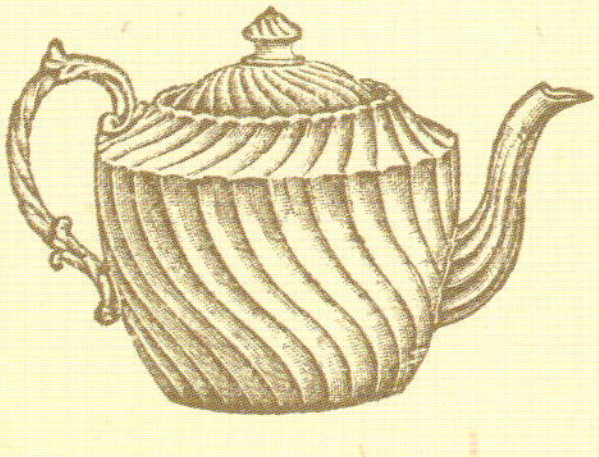

BEI VÖLLEGEFÜHL UND BLÄHUNGEN SOWIE BESCHWERDEN DER GALLENBLASE

Benediktenkraut (Flavonoide, ätherische Öle, Bitterstoffe)

Sein hoher Anteil an wirkungsstarken Bitterstoffen hilft bei Blähungen und Völlegefühl. Darüber hinaus regt Benediktenkraut auch die Produktion von Magensaft an und stärkt die Gallenblasenfunktion.

Beschwerden. Ihr hoher Gehalt an ätherischen Ölen hemmt darüber hinaus auch das Wachstum von Pilzen und Viren. Die Gerbstoffe wirken entzündungshemmend und antibiotisch. Die Bitterstoffe wiederum regen den Appetit an. Die Melisse wird dadurch zu einer wirkungsvollen Allzweckpflanze bei nervösen Beschwerden.
Verwenden Sie 2 TL auf eine Tasse Wasser als Aufguss. 10 Minuten zugedeckt ziehen lassen. Als kurmäßige Anwendung bis zu 6 Wochen lang täglich 3 Tassen trinken.

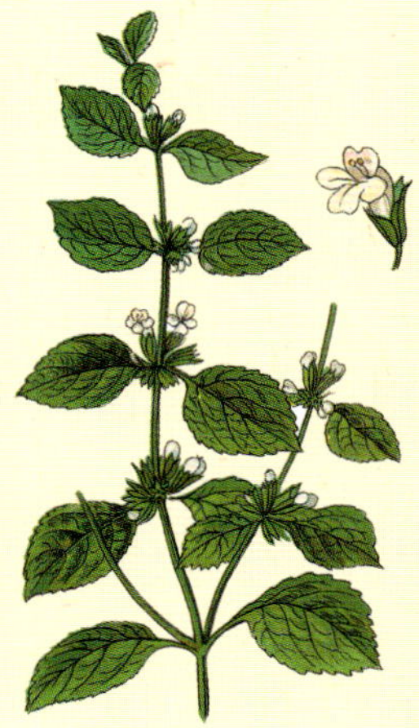

Melissenblätter verfeinern auch Salate und Soßen. Besonders geeignet sind sie für Fischgerichte.

Bei Beschwerden von Leber, Gallenblase und Milz

Wasserdost (Flavonoide, stimulierende Polysacharide, Pyrrolizidinalkaloide)

Wasserdost besitzt unumstritten eine heilende Wirkung auf Leber, Gallenblase und Milz. Die Polysacharide stärken das Immunsystem und die Flavonoide entgiften die Leber. Die Pyrrolizidinalkaloide sind leider giftig und können bei einer Überdosierung Leber, Lungen und Nieren schädigen. Wasserdosttee darf deshalb nicht über einen längeren Zeitraum getrunken werden. Er ist auch grundsätzlich nicht für Schwangere und Kinder geeignet.
Verwenden Sie 1 TL auf eine Tasse Wasser. 10 Minuten ziehen lassen. Bei Bedarf dürfen 2 Tassen getrunken werden.

Teemischungen bei Magen- und Darmverstimmungen

Bei Durchfall

Johanniskraut, Kamille

Verwenden Sie 2 TL der Mischung auf eine Tasse Wasser als Aufguss. 10 Minuten ziehen lassen. Bei Bedarf mit Ahornsirup süßen. In kleinen Portionen bis zu 3 Tassen trinken.

Odermennig, Kamille, Kümmel, Ringelblume
Verwenden Sie 2 TL der Mischung auf eine Tasse Wasser als Aufguss. 10 Minuten ziehen lassen. Täglich bis zu 3 Tassen in kleinen Portionen trinken.

BEI MAGENSCHLEIMHAUTENTZÜNDUNG
Fenchel, Johanniskraut
Verwenden Sie 2 TL der Mischung auf eine Tasse Wasser als Aufguss. 5 Minuten ziehen lassen. Nach jeder Hauptmahlzeit eine Tasse trinken.

BEI SODBRENNEN
Kümmel, Wacholder
Verwenden Sie 1 EL der Mischung auf eine Tasse Wasser als Aufguss. 5 Minuten ziehen lassen. Nach jeder Hauptmahlzeit eine Tasse trinken.

Kümmel, Odermennig
Verwenden Sie 1 EL der Mischung auf eine Tasse Wasser als Aufguss. 10 Minuten ziehen lassen. Nach jeder Hauptmahlzeit eine Tasse trinken.

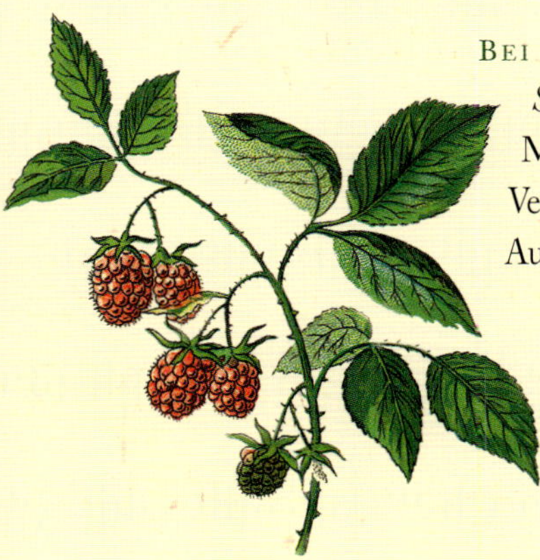

BEI VERSTOPFUNG
Stiefmütterchen, Holunderblüten
Mischen Sie ⅔ Stiefmütterchenkraut und ⅓ Holunderblüten. Verwenden Sie 1 EL der Mischung auf eine Tasse Wasser als Aufguss. Täglich bis zu 3 Tassen trinken.

Himbeeren, Holunderblüten, Kamille
Verwenden Sie 2 EL der Mischung auf eine Tasse Wasser als Aufguss. 5 bis 8 Minuten ziehen lassen. Alle 2 Stunden eine Tasse trinken, jedoch nicht mehr als 6 Tassen pro Tag.

Die Bitterstoffe des Hopfens sind sehr appetitanregend. Sollte diese Wirkung nicht gewünscht sein, sollte der Tee nur bis zu 5 Minuten ziehen. Durch die Beigabe der gleichen Menge Melissenblätter wird die appetitanregende Wirkung aufgehoben und der Geschmack des bitteren Tees verbessert.

Bei Ängsten, Bettnässen, leichten bis mittleren Depressionen, Erschöpfungszuständen, Konzentrationsstörungen, Nervosität, Wechseljahresbeschwerden, Wetterfühligkeit und Schlafstörungen

Johanniskraut (Flavonoide, ätherische Öle, Gerbstoffe, Hypericin)

Johanniskraut stärkt die Nerven, dämpft Ängste und Unruhe, entspannt und hilft erfolgreich bei leichten Depressionen. Die stimmungsaufhellende Wirkung entfaltet das Johanniskraut erst nach einigen Wochen. Eine Kur sollte deshalb über einen Zeitraum von drei Monaten durchgeführt werden. Der Hauptwirkstoff des Johanniskrauts ist das Hypericin. Es entspannt und bremst die Auswirkungen von Depressionen. Es wirkt harmonisierend auf die Zirbeldrüse ein. Der Tages- und Nachtrhythmus wird vom Gehirn wieder klarer definiert, wodurch nachts wieder besser geschlafen wird und tagsüber mehr Energie zur Bewältigung des Lebens zur Verfügung steht. Die Flavonoide des Johanniskrauts besitzen viele positive Auswirkungen auf das menschliche Gehirn. So sorgen sie unter anderem auch dafür, dass der wichtige Botenstoff Serotonin in ausreichender Menge im Gehirn zum Einsatz kommt. Der Neurotransmitter Serotonin wird auch als „Glückshormon" bezeichnet. Andere Botenstoffe wie das Biapi-

Großmutters Tipp:

Regelmäßige Bewegung an frischer Luft wirkt depressiven Verstimmungen entgegen. Besonders in den Wintermonaten ist es sehr wichtig, dass Sie regelmäßig, möglichst bei Tageslicht, an die frische Luft gehen.

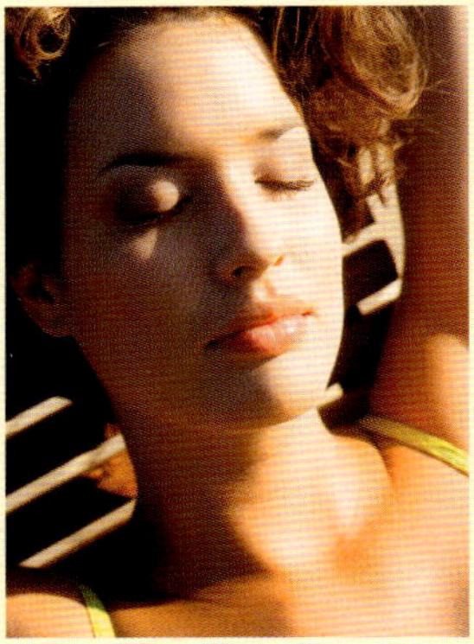

Gönnen Sie sich immer wieder Zeit und Muße.

genin verhelfen dem Gehirn hingegen, in alle wichtigen Regionen beruhigende Signale zu versenden, um Entspannung auszulösen. Unterstützt wird die beruhigende Wirkung auch durch die ätherischen Öle. Die Gerbstoffe des Johanniskrauts wiederum steigern die Durchblutung der Herzmuskulatur.
Während einer Kur mit Johanniskraut sollte auf einen ausreichenden Lichtschutzfaktor beim Sonnenbaden geachtet werden, da Johanniskraut die Lichtempfindlichkeit erhöhen kann. Dies ist in der Regel aber nur bei einer sehr hohen Überdosierung der Fall. Nebenwirkungen bei der Verwendung der Teemengen sind auszuschließen.
Verwenden Sie 2 TL auf eine Tasse Wasser als Aufguss. 10 Minuten ziehen lassen. Morgens und abends je eine Tasse trinken.

Bei überreizten Nerven

Lavendelblüten (Flavonoide, ätherische Öle, Gerbstoffe)
Lavendel beruhigt vor allem durch seine ätherischen Öle auf milde Weise. Deshalb beruhigt auch schon der Duft von Lavendelkissen. Im Tee kommen darüber hinaus auch die Flavonoide und die Gerbstoffe zum Einsatz.
Verwenden Sie 2 TL auf eine Tasse Wasser als Aufguss. 10 Minuten ziehen lassen. Morgens und abends je eine Tasse trinken. Bei Bedarf mit Honig süßen.

Bei nervösem Herz, Schlafstörungen, nervösen Störungen im Magen-Darm-Bereich, Appetitlosigkeit

Melisse (ätherische Öle, Bitterstoffe, Gerbstoffe)
Bei allen Formen von nervösen Störungen im Magen-Darm-Bereich bis hin zu Appetitmangel hat sich Melisse bewährt. Aber auch nervöse Herzbeschwerden und Einschlafstörungen können damit erfolgreich behandelt werden. Während der Appetitmangel durch die Bitterstoffe behoben werden kann, geht